AF476798

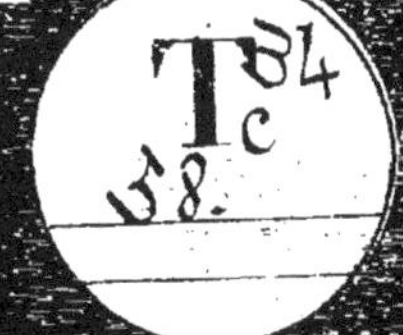
T84
c
58.

PUBLICATIONS DE LA SOCIÉTÉ FRANÇAISE D'HYGIÈNE.

LA
RÉFORME DU CASERNEMENT

RÉDUCTION DE LA MORTALITÉ DANS L'ARMÉE FRANÇAISE

LES BAINS-DOUCHES

CONFÉRENCE FAITE LE 12 OCTOBRE 1877,

Dans la salle de la Société d'encouragement pour l'Industrie nationale.

PAR

M. C. TOLLET.

PARIS
V. A. DELAHAYE ET Cie, LIBRAIRES-ÉDITEURS,
Place de l'École-de-Médecine.

1877

PUBLICATIONS DE LA SOCIÉTÉ RRANÇAISE D'HYGIÈNE

Dr DE PIETRA SANTA. — *Société française d'hygiène*, sa raison d'être, son but, son avenir, conférence faite le 25 mai 1877, dans la salle du boulevard des Capucines, brochure in-8 de 35 pages.

Dr S.-E. MAURIN. — Rapport des lois et des mœurs avec la population ; conférence faite le 12 octobre 1877, dans la salle de la Société d'encouragement pour l'industrie nationale, in-8 de 24 pages.

PUBLICATIONS DE LA SOCIÉTÉ FRANÇAISE D'HYGIÈNE.

LA

RÉFORME DU CASERNEMENT

RÉDUCTION DE LA MORTALITÉ DANS L'ARMÉE FRANÇAISE

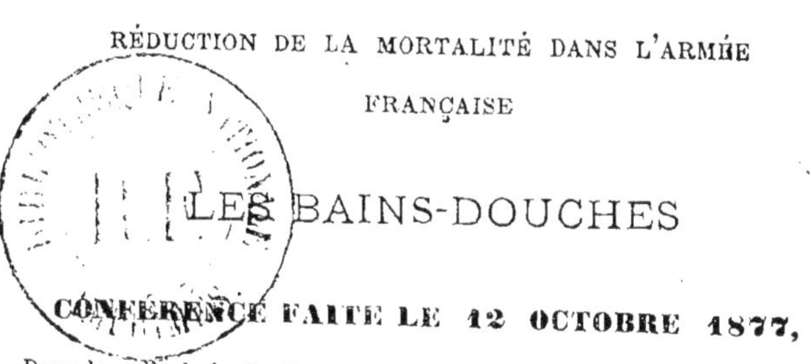

LES BAINS-DOUCHES

CONFÉRENCE FAITE LE 12 OCTOBRE 1877,

Dans la salle de la Société d'encouragement pour l'Industrie nationale.

PAR

M. C. TOLLET.

PARIS

V. A. DELAHAYE ET Ce, LIBRAIRES-ÉDITEURS,

Place de l'Ecole-de-Médecine.

1877

Paris, ce 1er novembre 1877.

En insérant avec empressement dans nos colonnes ce complément d'études techniques faisant suite aux articles consacrés « aux Casernes de l'avenir » et « aux Hôpitaux sans étages et à forme ogivale » , il est de notre devoir de remercier hautement au nom de toute la Rédaction et au nom de la grande majorité de nos abonnés, le savant et modeste ingénieur qui a doté son pays d'un système de constructions que nous enviera dans un bref délai l'Europe entière.

La réforme du casernement entreprise en Angleterre d'après les indications d'une commission composée de membres du Parlement, de médecins militaires, et d'hygiénistes éminents, a eu pour résultat immédiat de réduire de 8 pour mille la mortalité dans l'armée anglaise.

Ce qu'une réunion d'hommes autorisés, munis des pouvoirs les plus étendus, a pu faire au delà de la Manche, M. l'ingénieur Tollet l'a entrepris en France dans les simples limites d'une initiative ardente et convaincue, d'une persévérance qui a triomphé de la routine administrative, de ressources pécuniaires restreintes. Aux indifférents, aux sceptiques, aux adversaires, notre laborieux collègue (à qui n'ont jamais manqué d'ailleurs les avis et les encouragements de médecins éminents) peut aujourd'hui montrer avec orgueil les établissements militaires du 8e corps; la caserne du 37e régiment d'artillerie, l'hôpital militaire de Bourges.

Fiers et heureux d'avoir accueilli dans le *Journal*

d'Hygiène les remarquables articles de M. Francisque-Michel et de M. le Dr Chassagne, nous avons pleine confiance dans la généralisation la plus complète et la plus immédiate des casernements par le système Tollet.

Après les longues veilles, les désespérantes angoisses, les luttes sourdes et mesquines de tous les instants, l'heure de l'affirmation des faits acquis, et la satisfaction suprême du bien accompli !

Dr DE PIETRA SANTA.

(*Extrait du Journal d'Hygiène.*)

LA

RÉFORME DU CASERNEMENT

RÉDUCTION DE LA MORTALITÉ DANS L'ARMÉE FRANÇAISE.

LES BAINS-DOUCHES

Messieurs et chers collègues,

Appelé à l'honneur d'étudier devant vous une question d'hygiène, moi, le membre le plus humble de cette Société qui compte dans son sein tant d'hommes éminents par leur science, par les services qu'ils ont rendus à l'humanité, j'ai recherché un sujet qui fût de nature à vous intéresser par lui-même. En effet, je ne suis pas de ceux dont le discours élégant suffit à captiver un auditoire, et j'ai besoin, pour mériter votre bienveillante attention, d'emprunter à la matière que je dois traiter cet attrait que ma parole ne saurait lui donner. Il m'a semblé que de toutes choses celle dont je parlerais le moins mal, serait celle que je connaîtrais le mieux, et je me suis déterminé à vous apporter le fruit de plusieurs années de travail et de recherches patiemment poursuivies, dans un but essentiellement humanitaire, sur l'hygiène des logements collectifs et notamment sur la caserne.

Beaucoup d'entre vous, Messieurs, ont eu à s'occuper des conditions sanitaires dans lesquelles se trouve placé le soldat. Le soldat, notre fils ou notre frère, arraché pour le service de la patrie au foyer de la famille, le soldat que nous pleurons toujours quand il succombe, mais que nous pleurons bien moins quand il expire en héros sur le champ de bataille, que s'il meurt, victime inutile, sur un lit d'hôpital. Et ce sont les plus nombreux; la maladie dévore plus d'hommes que le canon, et, si elle agit moins promptement que son terrible rival, c'est parce qu'elle sait qu'elle peut compter sur son complice : « le méphitisme. »

Je n'apprendrai rien de nouveau, en disant que tous les hommes meurent le plus tard possible, mais je surprendrai bien des gens si j'ajoute à cet aphorisme naïf que le soldat, en temps de paix, et toutes conditions d'ailleurs égales, meurt plus vite que les autres hommes. C'est un fait qui, malgré sa gravité, passe inaperçu au milieu de préoccupations d'un ordre bien secondaire. Le contraire devrait exister, car on n'appelle sous les drapeaux que les jeunes gens sains et valides; l'exercice régulier qui leur est imposé devrait les fortifier et la frugalité est pour eux une nécessité. Pourtant le fait brutal est là, la mortalité est proportionnellement plus considérable dans la population militaire que dans la population civile, et cette proportion est du double. Certaines maladies, telles que la fièvre typhoïde, les fièvres éruptives et la phthisie pulmonaire, tuent à elles seules cinq à six hommes pour mille dans la caserne. Les statistiques médicales qui fournissent ces chiffres ne s'appliquent qu'aux décès, mais on sait que la tuberculose peut rester longtemps à l'état bénin, et les statistiques ne peuvent indiquer le nombre d'hommes qui, rentrant dans la vie civile, y apportent de la caserne les germes plus ou moins enracinés, plus ou moins apparents de cette maladie.

A quelles causes faut-il attribuer ce fait anormal? Je n'hésite pas à dire, Messieurs, après les hygiénistes les plus autorisés, que l'excessive mortalité qui sévit sur les soldats provient d'abord de la mauvaise organisation du casernement, où l'agglomération et l'encombrement sont portés à leurs limites les plus dangereuses, où la ventilation est nulle; ensuite au défaut presque absolu des soins de propreté. Le corps médical tout entier proteste en vain depuis de longues années contre les résultats désastreux de l'insalubrité des casernes et des hôpitaux établis à grands frais au milieu des centres de population, mais les constructeurs paraissent avoir mis leur amour propre à dédaigner les avis des hommes les plus compétents dans la question, je veux dire des hygiénistes; et le médecin n'est toujours appelé que pour guérir le mal, quand ses conseils auraient pu le prévenir.

Placé par la force des choses au milieu des armées improvisées pendant la malheureuse campagne de 1870-1871, j'ai pu constater *de visu* combien ces protestations sont fondées et il m'a semblé dès lors qu'il y avait pour l'ingénieur ou l'architecte, une mission d'utilité publique à remplir; celle de rechercher les combinaisons les plus propres à remédier à un état de choses, qui atteint profondément l'armée et la nation tout entière dans leur force et dans leur conservation.

En effet, la nouvelle loi militaire, en appelant sous les drapeaux toute la jeunesse française, vient encore ajouter au degré de gravité et d'urgence de la question; car, en le généralisant, elle augmentait le danger qui, dès lors, menaçait, non plus une quote-part, mais la totalité de la nation.

Il me sembla qu'en cherchant bien, on trouverait mieux que ce qui existait.

Je me suis mis résolument à l'œuvre, et après une étude approfondie des divers systèmes de casernements complétée par des démonstrations pratiques, je pus dès l'année 1871 offrir au pays et au gouvernement un système de construction simple, économique, d'une exécution rapide et dans lequel je m'étais spécialement attaché à réduire au minimum les coefficients d'insalubrité, en augmentant le plus possible les éléments de salubrité.

Dès le début, et malgré l'accueil bienveillant fait à mes projets par M. Thiers, alors Président de la République, je me suis trouvé en présence de contradicteurs puissants pour lesquels le principe de Vauban « entasser le plus grand nombre d'hommes possible sur un espace superficiel minimum donné *à priori* » était comme un article de foi.

Je suis loin de me plaindre de ces contradictions et des luttes qu'elles m'ont imposées.

Du choc des opinions jaillit la lumière, a-t-on dit souvent ; j'en ai fait l'expérience, et ceux qui ont le plus cherché à me nuire seraient bien surpris, s'ils apprenaient combien ils m'ont servi en m'aidant à découvrir les points défectueux de mon œuvre, et en me mettant à même de la perfectionner au point qu'elle réunit aujourd'hui les suffrages des hommes les plus éminents et les plus compétents, au double point de vue militaire et médical.

Permettez-moi, Messieurs, une courte digression, car au moment où je m'efforce de faire réformer les casernes du système Vauban, je ne veux pas que l'on puisse même me soupçonner de manquer de respect à la mémoire de ce grand homme, dont nul plus que moi n'admire le puissant génie ; mais autre temps, autres mœurs.

A l'époque de Vauban, le casernement était généralement établi dans l'enceinte étroite des places fortes et il fallait bien, à défaut d'espaces superficiels suffisants, entasser les hommes dans des bâtiments disposés en étages superposés. Il convient d'observer qu'alors les effectifs étaient loin d'atteindre les chiffres considérables de nos armées modernes, même sur le pied de paix, et que l'agglomération était assez restreinte. Vauban avait eu le soin d'ailleurs de pourvoir les chambrées, de cheminées qui y assuraient une certaine ventilation ; cette sage précaution a été méconnue depuis, et dans les types de 1870-1877 on a exagéré dans de grandes proportions l'encombrement des bâtiments, l'agglomération des masses vivantes, la multiplicité des cages d'escalier, des corridors, des cloisons et murs de refend qui étaient déjà un danger dans les types de 1740.

Aujourd'hui que l'on dispose partout de surfaces suffisantes, même dans les villes fortifiées que les forts détachés protègent à de grandes distances, le système de Vauban, préconisé encore par plusieurs successeurs de cet illustre ingénieur, n'est plus qu'un anachronisme, il n'est guère applicable que dans les logements casematés, et encore aurait-on dû chercher à en atténuer les dangers par une ventilation bien organisée.

Le système dont j'ai l'honneur de vous entretenir repose sur des principes diamétralement opposés. Je préconise surtout l'aération et la ventilation naturelles des logements, leur fractionnement et leur dissémination sur une surface de terrain suffisante pour réduire la densité des masses vivantes à une moyenne raisonnable, et dans les limites de la facilité du service.

La suppression des étages multiples, des charpentes et des planches, des refends encombrants, des corridors intérieurs obscurs, véritables canaux d'air vicié.

La réduction des cubes de matériaux absorbant des miasmes et l'augmentation des espaces superficiels et cubiques.

L'intermittence de l'occupation des logements par leur division en dortoirs bien aérés et en salles de jour spacieuses, en remplacement de ces chambrées exiguës où le soldat, en dehors des exercices, demeure nuit et jour dans un air confiné.

Mais il ne suffisait pas de formuler les principes, il fallait en rendre l'application facile et économique en créant des types de casernements basés sur les lois de l'hygiène, et répondant aux nécessités actuelles de nos effectifs militaires. Les casernes avaient été jusqu'ici de véritables engins d'affaiblissement et de mort, il fallait en faire un instrument de conservation pour leurs occupants. C'est en comparant les casernes des différentes nations et en étudiant leurs transformations successives depuis leur origine jusqu'à nos jours, et en tenant le plus grand compte des conseils et des vœux émis par les hygiénistes, que j'arrivai à satisfaire aux conditions principales du problème qui consiste à donner à respirer au soldat dans la caserne, au malade dans l'hôpital, un air pur à une température convenable.

D'une part les nombreux cas d'incendies qui se présentent dans les casernes, imposaient l'obligation de n'employer que des matériaux incombustibles; d'autre part la ventilation naturelle, celle qui s'exerce librement et sans frais par l'action des vents et des différences de température, étant la seule qui soit véritablement efficace pour entretenir la pureté de l'air dans les salles collectives, et en prolonger la *durée sanitaire*, il fallait s'attacher à la favoriser le plus possible en coordonnant la forme architecturale avec un choix particulier de matériaux. Je fus ainsi conduit par des déductions, pour ainsi dire géométriques, à donner la préférence à la forme ogivale, en supprimant tout angle, toute charpente encombrante, en assurant la stabilité de la construction au moyen d'une ossature en fer qui permît de renouveler, facilement et à peu de frais, les parois qui pourraient à la longue se trouver infectées.

Je ne pourrais, sans prolonger outre mesure les instants que vous voulez bien m'accorder, entrer ici dans tous les développements que comporte une question aussi complexe que celle des logements collectifs, envisagée sous ses trois faces principales : *salubrité, économie, facilité du service* ; » j'espère y suppléer bientôt en vous offrant les résultats de mes longues études à cet égard.

Mais dès aujourd'hui je puis dire que la salubrité, l'économie et la simplicité sont trois conditions connexes d'une bonne solution de la question.

Je puis affirmer aussi que par l'application des principes que je défends, il est possible de réduire, dans de grandes proportions, les journées de maladies, l'affaiblissement et la mortalité dans l'armée française, et que les types du nouveau système font déjà réaliser de grandes économies dans les frais d'établissement et d'entretien des logements collectifs.

Ma conviction à cet égard, basée sur une étude approfondie de la question, a été pleinement confirmée par des expériences concluantes.

Avant 1860, l'armée anglaise, logée dans les casernes imitées de Vauban, était éprouvée comme la nôtre, par une mortalité excessive. La nation anglaise qui ne se désintéresse jamais des faits qui peuvent affecter plus ou moins sa force et sa vitalité, s'émut d'un état de choses aussi anormal. Une Commission composée de membres du parlement et d'hygiénistes éminents fut chargée d'étudier la question des casernes et des hôpitaux, spécialement au point de vue sanitaire.

Cette Commission remplit la mission dont elle était chargée avec une sollicitude et une compétence exemplaires. Toutes les casernes, tous les hôpitaux de la Grande-Bretagne et de ses colonies ont été visités par les membres de cette Commission dont les études, extrêmement intéressantes, ont été consignées dans cinq mémoires accompagnés de plans (livres bleus).

La réforme du casernement anglais entreprise à la suite de cette enquête a amené une réduction de moitié dans la mortalité de l'armée, et si ce résultat a été obtenu, c'est en abandonnant les casernes imitées de Vauban, et en les remplaçant par des types convenablement aérés et ventilés et pourvus de tous les éléments de propreté.

Je disais que le système adopté par l'Angleterre avait amené une réduction de moitié dans la mortalité de son armée, je me trompais, Messieurs, et je restais au-dessous de la vérité ; en effet, la mortalité qui était dans les anciennes casernes anglaises de 19,50 pour 1,000 est descendue à 9,52 dans les casernes nouvelles établies d'après les prescriptions rationnelles de la Commission, elle s'est même réduite à 6,06 dans les camps permanents et à 4,70 dans celui d'Aldershot.

J'ai pris au système anglais ce qu'il avait de bon, c'est-à-dire le principe du fractionnement et de la dissémination des masses vivantes. J'ai emprunté de même aux Américains le principe de la légèreté des constructions, mais en me gardant bien de les imiter dans l'emploi des baraques en bois si pourrissantes, si inflammables. C'est ainsi que j'ai cru devoir pratiquer le libre échange. De léur côté les Américains ont, à l'exposition de Philadelphie, profité de mes idées. En Suède et ailleurs, les principes que je viens d'avoir l'honneur de vous exposer sont maintenant généralement adoptés.

Le nouveau système auquel mon nom s'est attaché est incombustible et inaccessible aux rongeurs et aux parasites qui infestent trop souvent les grandes agglomérations d'hommes. Il donne des résultats sanitaires égaux à ceux du système anglais et ce qu'il faut considérer à toute époque, mais surtout à la nôtre, il coûte infiniment moins cher et s'adapte mieux à notre organisation militaire.

Si je me permets de formuler une semblable affirmation, c'est qu'il est facile de la contrôler, c'est même ce que je demande.

A la suite de trois concours successifs, et grâce à l'énergique intervention de M. le général en chef Ducrot, des casernements du nouveau système ont été établis, pour le 8e corps d'armée : à Bourges, pour 2 régiments d'artillerie, à Cosne pour 1 régiment d'infanterie, et à Autun pour le même effectif; les résultats obtenus sont les suivants :

Au point de vue de la salubrité, une réduction de moitié dans la morbidité des effectifs logés.

Au point de vue de l'économie, une diminution de plus de 300,000 francs par régiment.

Le même système est appliqué à l'hôpital militaire de Bourges, qui a été étudié avec tant de soin et de compétence par M. le Dr Chassagne, notre collègue, dans les colonnes du *Journal d'hygiène*.

Mais, allez-vous me dire, si de semblables avantages ont été réalisés, comment le système qui comporte ces avantages n'est-il pas adopté partout ? Comment notre armée entière n'en bénéficie-t-elle pas ? Comment le 8e corps d'armée est-il le seul qui en profite, et comment dans le 8e corps d'armée n'y a-t-il que 4 régiments appelés à en profiter ? Que de vies inutilement sacrifiées ? Que de millions dépensés sans fruit ?

A cela, Messieurs, je ne sais que répondre, mais si vous voulez être bien renseignés, adressez-vous à la routine, à l'éternelle, à l'immuable routine, à celle qui a brisé les métiers de Jacquart, à celle qui a renvoyé, en Amérique, Fulton et les bateaux à vapeur, à celle, enfin, qui a préféré le coche au chemin de fer, et la poste au télégraphe.

Telle est la puissance contre laquelle j'ai eu à lutter, il

m'a fallu combattre les unes après les autres les objections que des adversaires, à la fois juges et parties, se plaisaient à faire surgir et qui, toutes, témoignaient du mépris le plus complet des lois de l'hygiène. Cependant, une réforme est tellement urgente qu'elle ne doit laisser indifférent aucun homme ayant à un titre quelconque de l'influence sur la direction des affaires publiques. J'en appelai à l'Académie des sciences, en lui soumettant la formule des principes qui doivent présider à l'établissement des logements collectifs, j'y obtins de précieux encouragements.

Je pus me convaincre d'ailleurs que la réforme que je poursuivais était dans les vœux des principaux chefs de l'armée, mais les changements successifs de Ministres au département de la Guerre laissaient le service opposant maître de la situation; et, c'est ainsi que partout ailleurs que dans le 8e corps d'armée, à l'aide de divers prétextes, on a édifié, à grands frais, des types qui présentent un surcroît considérable de coefficients d'insalubrité sur ceux de Vauban.

Or, si la mortalité était déjà excessive dans les types qui avaient été améliorés antérieurement à 1870, que sera-t-elle maintenant que les effectifs casernés sont presque décuplés dans des logements plus mal distribués ?

Pendant que de dangereux errements architecturaux s'imposent encore chez nous, toutes les autres nations du continent ont compris qu'il ne suffit pas d'avoir de nombreuses armées, mais qu'il faut surtout conserver leurs forces, et à cet effet elles améliorent leur casernement.

En Allemagne, par l'augmentation des rations d'air clos, par de meilleurs procédés de chauffage et de ventilation, par la substitution de galeries latérales extérieures largement aérées et éclairées, aux corridors intérieurs obscurs, par l'adoption des chambrées longitudinales, par l'extension des accessoires, tels que : salle de nettoyage des effets, salles de bains, réfectoires spéciaux, gymnases, etc.

En Saxe et au Hanovre, par la division des chambrées en dortoirs et salles de jour, par le perfectionnement du chauffage et de la ventilation.

En Autriche, par la réduction des groupes casernés dans le même bâtiment, combinée avec un fractionnement rationnel des effectifs, par la réduction du nombre des étages et l'adjonction de salles d'ablution.

En Suède et en Russie, par l'adoption de l'ensemble des principes formulés dans mes mémoires, lesquels ont été sanctionnés au Congrès international d'hygiène de Bruxelles par un 1er prix.

Il faut qu'en France la lumière se fasse. Il s'agit de la santé de l'armée, de la vie de plusieurs milliers d'hommes, victimes inutiles du méphitisme, il s'agit des forces de la nation atteintes dans la principale source de leur vitalité. La grandeur du but à atteindre me soutiendra contre des résistances inexplicables, et fort du concours compétent des hygiénistes dont je ne suis que l'humble interprète dans le domaine de la construction, je poursuivrai sans défaillance la réforme dont j'ai pris l'initiative, et je marcherai toujours en avant dans la voie où j'ai fait le premier pas il y a six ans.

La Presse de tous les partis est d'accord sur cette question de conservation nationale, et elle a encouragé mes efforts.

Je suis sûr d'être soutenu par vous, Messieurs, qui tous vous intéressez aux grandes questions humanitaires.

Il faut bien espérer qu'à l'exemple de ce qui s'est fait en Angleterre, une Commission parlementaire, complétée par l'adjonction d'hygiénistes et de praticiens compétents et impartiaux, étudiera cette question avec toute la sollicitude qu'elle mérite.

Mais, en attendant que la réforme s'accomplisse d'une manière complète, il faut tâcher de tirer non pas le meilleur mais le moins mauvais parti possible des casernes actuelles; quand on ne peut le tuer, on doit s'arranger pour vivre avec un ennemi.

Or, il ne vous échappera pas que parmi les mesures qui doivent seconder efficacement les effets sanitaires d'un casernement bien conçu, et qui peuvent contribuer à atténuer dans les casernes massives à étages multiples l'intensité du méphitisme, il faut placer en première ligne les soins de propreté et notamment l'établissement de bains-douches tièdes, fonctionnant en toute saison.

Pour que la propreté aujourd'hui trop facultative et qui laisse tant à désirer dans beaucoup de casernes devienne obligatoire, il est nécessaire de mettre gratuitement à la disposition du soldat, les moyens de satisfaire à cette obligation.

Pour les uns, ce ne sera que la continuation des bonnes habitudes contractées dans la famille et qui sont devenues un impérieux besoin ; pour les autres, ce sera un progrès dans leur éducation hygiénique.

Déjà les lavabos et pédiluves prévus dans nos premiers projets de 1871 et appliqués dès 1872 dans le type de Bourges, puis dans les autres casernements du 8e corps, paraissent devoir se généraliser, malgré les oppositions dont ils furent l'objet de la part des détracteurs du nouveau système. Mais le lavabo et le pédiluve ne sont que des agents de lavages partiels et par suite insuffisants.

La propreté exige davantage.

En Angleterre des bains de propreté sont mis à la disposition du soldat dans la proportion de 1 baignoire pour 100 hommes, et l'on ne peut nier l'amélioration sanitaire qui est résultée pour l'armée anglaise de cette utile innovation qui profite à l'hygiène générale, non moins qu'à la propreté individuelle (1). Des bains à l'usage du soldat sont installés aussi en Amérique et dans plusieurs quartiers militaires allemands.

Le Dr Boisseau nous apprend que la garnison de Kampem, en Hollande, possède un établissement de bains, contenant 28 cabines séparées où les hommes sont conduits chaque semaine.

(1) Dans quelques quartiers militaires (Dublin-Porstmouth, la quantité d'eau quotidiennement allouée au soldat est de 10 gallons environ 40 litres qui se répartissent ainsi qu'il suit) :

Cuisines et boisson..........	1.25
Salle d'ablution et de bains.....	4.00
Nettoiement des logements......	2.25
Lavoirs et ménages des soldats mariés......................	2.50
Total............	10.00

Les latrines emploient en outre 5 gallons par tête, ce qui porte à 15 gallons (60 litres environ) la consommation quotidienne et individuelle d'eau dans les quartiers militaires anglais.

Les villes d'Angleterre emploient de 12 (Norwich), à 50 (Glascow), et en moyenne 24 gallons (95 litres d'eau par jour et par tête). Paris en emploie 125 litres et on s'occupe activement d'augmenter cette quantité. Nous sommes encore loin des usages de l'ancienne Rome qui, d'après Lesbie, employait 1200 litres d'eau par individu et par jour. L'éminent hygiéniste Parkes, auquel nous empruntons ces renseignements qu'il a lui-même puisés aux meilleures sources, considère le chiffre de 10 gallons comme strictement suffisant pour satisfaire à tous les besoins d'un homme propre. Par une décision récente, le département de la guerre a porté la ration des soldats anglais à 15 gallons par jour; mais sans aucun supplément pour les femmes et les enfants, ce qui ramène à peu près la moyenne par tête d'un régiment à 10 gallons.

Mais la baignoire exige de grands frais d'établissement et une forte dépense d'eau, aussi est-elle plutôt un instrument à réserver au traitement des hommes malades, qu'à employer au nettoiement de ceux qui sont en bonne santé.

Le bain-douche est le procédé de lavage corporel qui paraît convenir le mieux aux soldats ; c'est aussi celui qui exige le moins de dépense d'eau.

Déjà en 1857, des essais de lavage de ce genre, mais à l'eau froide, ont été tentés par le général de Courtigis à la caserne de la Corderie de Marseille ; et s'ils n'ont pas été continués, il ne faudrait pas en conclure trop vite contre l'utilité ou même contre la réalisation pratique de la mesure, car chez nous ce sont moins les difficultés naturelles inhérentes aux applications nouvelles qu'il faut vaincre, que les résistances administratives et les obstacles créés de parti pris contre toute innovation.

Peut-être a-t-on eu tort d'employer l'eau froide qui ne peut convenir à tous les tempéraments.

Quoi qu'il en soit, ce mode de bains a été préconisé avec raison par des hygiénistes expérimentés et notamment en Angleterre par le Dr Parkes, et en France par les Drs Boisseau et Merry Delibon ; ce dernier, médecin en chef des prisons, l'a fait appliquer avec succès à la maison d'arrêt et de correction de Rouen (voir les Annales d'hygiène, 1875, 2e série, t. XLIII, 1re partie).

Le principe étant admis, j'ai cherché les moyens d'en rendre l'application facile et peu dispendieuse.

C'est le résultat de mes études que je vais maintenant avoir l'honneur de soumettre à votre appréciation éclairée.

PROJET DE BAINS-DOUCHES A ÉTABLIR DANS LES QUARTIERS MILITAIRES.

1er Type. — *Contenant 40 cabines de douches pour un casernement de 2 à 3000 hommes à raison de 2 cabines pour 100 hommes.*

Le bâtiment qui contient le service des bains-douches est construit suivant le type ogival; il a une longueur de 22 mètres, une largeur de 2 mètres et une surface de 175 mètres dans œuvre.

Les services de distribution des bains et de surveillance sont placés sur une plate-forme élevée à 2 mètres environ au-dessus du sol.

Les cabines de bains sont placées le long d'une cloison longitudinale de 2 mètres de hauteur divisant la largeur du bâtiment en deux portions égales, les cloisons séparatives des Bains-Douches s'élèvent à la même hauteur que les cloisons longitudinales et sont d'équerre sur celles-ci.

Les cabines de bains ont 0,80 centimètres de largeur et 1 mètre de profondeur; elles sont fermées par des rideaux du côté des corridors d'accès.

D'autres cabines destinées au dépôt des vêtements et à la toilette, en nombre égal à celui des *cabines-bains*, sont placées en face de ces dernières, leurs dimensions sont également de 0,80 centimètres sur 1 mètre.

Les cabines d'habillement peuvent, comme dans le type numéro 3, être jumellées avec les *cabines-bains*, ce qui évite aux hommes de traverser nus le corridor avant et après le bain; mais cette disposition, qu'il est facile d'appliquer sans modifier la construction, a l'inconvénient d'allonger les parcours des tuyaux de conduite d'eau, et, par suite, elle est moins économique.

Quatre cabines-bains et autant de cabines de toilette

avec entrées séparées sur les pignons, sont préservées aux sous-officiers.

Les quatre rangées de cabines laissent à chacun des deux corridors longitudinaux d'accès une largeur libre de 2 mètres.

Deux armoires sont réservées pour les éponges, les savons et les divers ustensiles.

Toutes les cloisons sont construites en matériaux imperméables et à surfaces lisses, tels que ardoises, terre cuite, briques vernissées, fonte émaillée, etc., et la surface intérieure des murs est revêtue d'un enduit imperméable.

Le sol intérieur est élevé de 0,20 centimètres au-dessus du terrain naturel, il est recouvert d'un dallage imperméable en ciment ou bitume sur lequel se place un parquet en chêne, à claire-voie et mobile.

Les pentes nécessaires sont ménagées pour l'écoulement des eaux de lavage. Le bain-douche sera donné à une température d'environ 26°.

L'appareil de chauffage fonctionnera donc une grande partie de l'année, et comme dans beaucoup de cas, il faut ménager l'eau, on pourra la mesurer au moyen de récipients de jauge communiquant avec la chaudière, à raison de 25 litres par douche, quantité qui est reconnue suffisante.

Par conséquent 1000 litres d'eau suffiront pour 40 hommes; toutefois, afin qu'il n'y ait pas substitution complète et brusque de l'eau froide d'approvisionnement à l'eau tiède employée, la chaudière contiendra 2000 litres et sera en communication avec le réservoir d'eau du quartier.

Deux hommes suffiront au service des douches, l'un d'eux sera préposé à l'entretien du feu et au chauffage de l'eau, l'autre ouvrira les robinets de communication entre la chaudière et les récipients de jauge individuels, et surveillera du haut de la galerie le bon ordre intérieur.

Les tuyaux de conduite d'eau ont leur extrémité en caoutchouc et leur orifice de sortie en pomme d'arrosoir.

Le baigneur aura ainsi toute facilité de projeter l'eau sur toutes les parties de son corps. Chaque homme aura son éponge et son morceau de savon.

En évaluant à dix minutes la durée d'un bain-douche, 240 hommes pourront se laver en 1 heure et 2,400 en 10 heures.

L'installation proposée est donc largement suffisante pour baigner 2 à 3,000 hommes toutes les semaines, en réglant son fonctionnement suivant les exigences du service.

Elle peut en outre servir à donner fréquemment des bains de pieds tièdes, à un même nombre d'hommes.

DÉPENSE. — Nous évaluons la dépense d'installation du type des bains-douches décrit ci-dessus à 30,000 francs, et comme il faut facilement faire le service de 3,000 hommes, le prix de revient d'installation ressort à 10 francs par homme.

Il faut en outre tenir compte de la dépense du combustible. — Nous supposons l'eau d'alimentation à 6 degrés, température évidemment au-dessous de la moyenne, et nous admettons qu'on l'élève à 26.

La quantité de chaleur dépensée pour chauffer les 2000 litres de la chaudière, soit 80 douches de 26 litres chacune sera de $2000 (26 - 6) = 40,000$ unités; or, on peut utiliser 6,000 unités de chaleur par kilog. de houille, il faudra donc environ 7 kilog. de combustible pour chauffer 80 bains-douches. Au prix moyen de 50 francs la tonne, le chauffage des 80 bains-douches, ne coûterait que 0,35, soit $\frac{0,35}{0,80}$ ou 0,005 environ pour chacun. Doublons cette somme pour parer aux frais d'entretien des appareils et à l'amortissement des frais d'installation, nous n'aurons encore qu'une dépense de 0,01 par bain-douche, dépense véritablement insignifiante, eu égard surtout au bien-être et à la plus-value sanitaire qui en résulteront pour l'armée.

Ajoutons enfin que partout où le casernement est pourvu de cuisines à vapeur, on pourra économiser les frais de chauffage de l'eau des douches en utilisant à cet effet la vapeur perdue; dans ce cas, le bain-douche sera placé à proximité du générateur.

Type n° 2. — *Contenant* 40 *cabines de douches pour un casernement de* 1500 *hommes à raison de* 2 *cabines pour* 100 *hommes.*

Le bâtiment affecte la forme circulaire et les cabines rayonnent autour du service de chauffage et de distribution d'eau placé au centre.

Le rayon du cercle formant le périmètre extérieur du bâtiment est de 6 mètres, le périmètre extérieur mesure 37,70, la surface bâtie est de 113 mètres. Le périmètre extérieur de la surface annulaire formant la section horizontale de la maçonnerie servant de soubassement au foyer de la chaudière, est de 12,56.

La profondeur des cabines-douches est de 1 mètre, la circonférence qui circonscrit ces cabines du côté du corridor est de 18,84. Par suite, les longueurs de chaque cabine-douche de forme trapézoïdale sont les suivantes, 0,40 vers le centre, 0,60 vers le corridor.

3 bains-douches avec leurs cabines sont réservés aux sous-officiers avec leur entrée spéciale, un auvent circulaire pour les rassemblements d'entrée et de sortie, règne sur tout le parcours de la construction.

Le service du foyer du bain et de la surveillance se fait comme dans le type précédent sur une plate-forme élevée de 2 mètres 20 cent. au-dessus du sol intérieur.

Type n° 3. — *Contenant 20 cabines-douches pour un casernement de 1000 hommes, à raison de 2 cabines pour 100 hommes.*

Ce type ne diffère du précédent qu'en ce que les cabines de bain et de toilette sont jumellées.

OBSERVATION GÉNÉRALE.

Pour l'application des projets qui précèdent, il suffit que les réservoirs d'alimentation d'eau des quartiers aient leur radier à une hauteur minimum de 4 mètres au-dessus du sol; dans les cas exceptionnels où ce radier serait plus bas, on pourrait descendre le niveau de la chaudière.

J'ai fini, Messieurs et chers collègues; je vous remercie de la bienveillante attention que vous avez prêtée à mes explications quelque peu arides. Vous savez combien il est difficile de parler légèrement de choses sérieuses, et vous m'avez tenu compte de l'inexpérience de ma parole. Je n'ai plus qu'un mot à ajouter. Vous connaissez maintenant le résultat de mes travaux, prenez-le comme point de départ des vôtres. Cherchez et trouvez mieux que ce que j'ai trouvé; car si j'ai la conscience d'avoir fait un grand pas en avant, j'ai aussi celle de n'avoir pas atteint le but suprême, qui est la perfection. Nos efforts réunis nous y conduiront peut-être, et, si nous n'y parvenons pas entièrement, nous n'en aurons pas moins fait une œuvre bonne, puisque, ainsi que l'a dit un sage : « Celui « qui sauve la vie d'un seul homme fait plus pour le « bonheur de l'humanité que celui qui gagne une ba- « taille. »

Paris. — Typ. A. Parent, rue Monsieur-le-Prince, 31.

Tableau synoptique de la MORBIDITÉ dans les anciens casernements et dans les casernements sans étages et à pavillons isolés.

37e D'ARTILLERIE (Bourges).

ANCIEN CASERNEMENT

De Janvier à Septembre 1875 (9 mois).

Effectif moyen............ 1089
Moyenne des présents..... 882

Morbidité.

Entrées à l'infirmerie où à l'hôpital (de toutes causes). 499

Soit par mois................ 55 malades.

Soit également par mois..... 1 malade sur 19 hommes d'effectif.

CASERNEMENT OGIVAL (Tollet).

De Mai 1876 à Avril 1877 (12 mois).

Effectif moyen............ 1597 } Calculés
Moyenne des présents. ... 1343 } sur 9 mois.

Morbidité.

Entrées à l'infirmerie ou à l'hôpital (de toutes causes) 484

Soit par mois............. 40 malades.

Soit également par mois.. .. 1 malade sur 49 hommes d'effectif.

1° Maladies d'encombrement.

MALADIES.	Casernement ogival.	Ancien casernement.	Pour le casernement ogival.
Fièvre continue ou typhoïde..........	10	11	en moins 1
Erysipèle.	4	15	— 11
Varioloïde....	pas	1	— 1
Rougeole....... ...	pas	3	— 3
Total.........	14	30	en moins 16

2° Maladies à frigore.

MALADIES.	Casernement ogival.	Ancien casernement.	Pour le casernement ogival.
Bronchite............	58	50	en plus 8
Rhumatisme.........	12	30	en moins 18
Pneumonie, broncho-pleuro-pneumonie..	9	8	en plus 1
Pleurésie......... .	8	9	en moins 1
Angines...........	6	4	en plus 2
Total	93	101	en moins 8

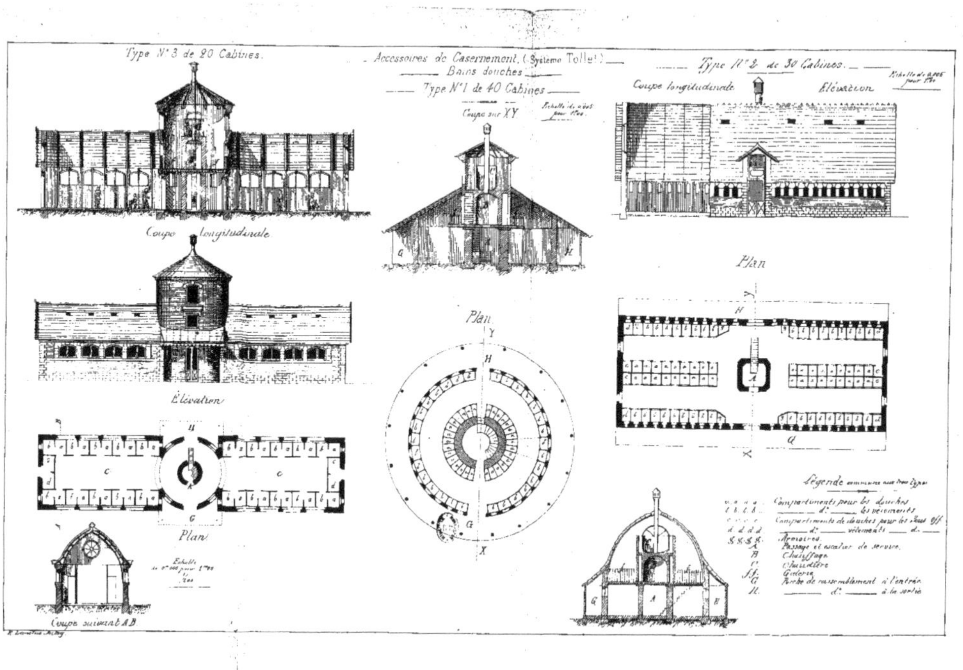
Accessoires de Casernement. (Système Tollet)
Bains douches
Type N° 1 de 40 Cabines
Coupe sur XY
Plan
Type N° 3 de 20 Cabines.
Coupe longitudinale
Élévation
Plan
Coupe suivant AB
Type N° 2 de 30 Cabines.
Coupe longitudinale
Élévation
Plan
Légende
a. a. a. a. Compartiments pour les douches
b. b. b. b. d° les vêtements
c. c. c. c. Compartiments de douches pour les Sous Off.
d. d. d. d. d° vêtements d°
S. S. S. S. Armoires.
A Passage et escalier de service.
B Chauffage
C Chaudière
f. f. Galerie
G Porche de rassemblement à l'entrée
H d° à la sortie

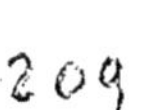

DU MÊME AUTEUR

21, RUE D'AMSTERDAM, 21

Des abris incombustibles pour les camps et les ambulances (1872).

Le logement des Troupes, les Hôpitaux, les Écuries, 3 parties avec 30 planches (1873-1874).

Le casernement rural (1875).

Sur les principes qui doivent présider à l'édification des logements collectifs (hommes et animaux) mémoire lu à l'Académie des sciences (1876).

Le logement des chevaux dans le nouveau casernement français (1877).

POUR PARAITRE PROCHAINEMENT :

Les logements collectifs (hommes et animaux), casernes, hôpitaux de traitement, hospices de refuges, maternités, etc.).

Paris. — Typ. A. PARENT, rue Monsieur-le-Prince, 29-31.